NATURE ET PATHOGÉNIE

DE LA MORVE

ÉTUDES DE PATHOLOGIE COMPARÉE

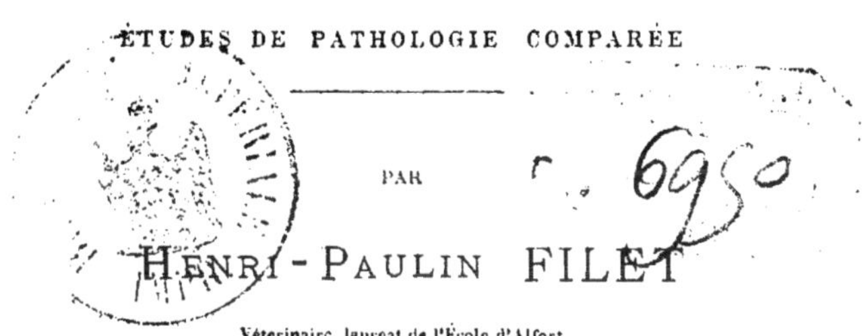

PAR

HENRI-PAULIN FILET

Vétérinaire, lauréat de l'École d'Alfort

DOCTEUR EN MÉDECINE.

PARIS

P. ASSELIN, SUCCESSEUR DE BECHET Jne ET LABÉ,

LIBRAIRE DE LA FACULTÉ DE MÉDECINE,

place de l'École-de-Médecine

1868

DE LA NATURE

ET DE

LA PATHOGÉNIE DE LA MORVE

ÉTUDES DE PATHOLOGIE COMPARÉE.

Si l'étude de l'anatomie de l'homme est l'introduction fondamentale et nécessaire à celle de la structure des animaux, quelque chose d'analogue a lieu pour la pathologie.

L'état morbide n'est en quelque façon qu'une déviation, en plus ou en moins, de l'état normal : tout le monde, tous les savants admettent désormais la physiologie comme base de la médecine. Aussi la pathologie comparée s'impose-t-elle dès aujourd'hui, comme s'est imposée et développée au commencement du siècle la physiologie comparée.

Du reste, elle est à son aurore, à peine sortie des ténèbres où se dérobe toute science naissante. La faute en est également aux vétérinaires et aux médecins qui, chacun de leur côté, sont restés trop isolés dans leurs études. C'est la médecine expérimentale, la méthode nouvelle et si féconde, où s'est engagée récemment la pathologie qui a, pour ainsi dire, rompu la glace. Les expériences multipliées sur les animaux ont amené une étude plus approfondie de leurs aptitudes physiologiques et morbides : les derniers travaux de M. Villemin sur la tuberculose ont montré les ressources inattendues offertes par une semblable étude. Les récentes et si remarquables expériences de M. Brown-Séquard sur l'épilepsie, les recherches plus anciennes de M. Cl. Bernard, les belles leçons de M. Vulpian au Muséum sur la physiologie comparée, ont attiré l'attention générale sur l'utilité d'une comparaison plus attentive entre la pathologie de l'homme et celle des animaux.

Assurément, il ne faut pas exagérer et vouloir chercher une identité complète, ce qui est absurde *à priori*, la disposition anatomique n'étant pas *absolument identique*, même pour les mammifères. Mais il faut se garder plus encore de repousser avec quelques esprits chagrins toute déduction applicable à l'homme, sous le prétexte d'analogie incomplète. Le devoir de l'observateur en constatant les différences lorsqu'elles existent, est d'en chercher l'explication: de cette façon on arrive à faire progresser en même temps la clinique et la physiologie, les découvertes s'éclairant les unes par les autres.

Pour nous, ancien élève de l'École d'Alfort, le chemin était tout tracé pour le choix d'un sujet de thèse inaugurale. Qu'on ne s'attende pas d'ailleurs à trouver ici la solution des nombreux problèmes que soulève l'histoire de la morve. Le temps et les moyens nous ont également manqué pour des expériences indispensables: notre but a été surtout d'exposer l'état actuel de la science sur une question, aujourd'hui si controversée, et de provoquer ainsi de nouvelles recherches. Nous devons remercier M. le Dr Regnard qui nous a communiqué des documents relatifs aux travaux récents accomplis à l'étranger, particulièrement en Allemagne.

PREMIÈRE PARTIE

ANATOMIE PATHOLOGIQUE DE LA MORVE.

Il semble au premier abord que l'anatomie pathologique de la morve soit parfaitement connue et indiscutable, et que par conséquent, il nous suffise de reproduire ici un chapitre d'un traité de pathologie quelconque. En réalité, les choses ne sont pas aussi simples. Assurément la lésion de la morve est parfaitement déterminée et classique, pour ainsi dire ; et c'est encore à M. Virchow qu'on en doit la connaissance exacte(1). Mais, si le fait est établi chez le cheval, il n'en est plus de même pour l'homme. Aussi, avons-nous dû chercher à préciser nettement l'état actuel de nos connaissances touchant l'anatomie comparée de la morve. C'est pour ainsi dire notre base d'opérations, notre guide indispensable dans la discussion sur la nature et la propagation de cette désastreuse maladie.

Une première question se présente, qu'il nous faut résoudre avant de passer outre. La morve et le farcin sont-ils ou non identiques ? Y a-t-il là deux affections distinctes ou deux modalités d'un même type ? Nous ne pouvons nous arrêter longtemps, ayant mieux à faire : nous déclarons donc tout simplement nous rattacher à l'avis des maîtres les plus autorisés en concluant à l'identité de la morve et du farcin. La morve s'entend surtout de l'altération ulcéreuse et tuberculeuse des fosses nasales avec écoulement (*jetage*) : le farcin, de la tuméfac-

(1) Bi Virchow, in Handbuch der specielle Pathologie und Therapie, Bd. II. 1855.

tion des glandes lymphatiques en général (*glandage*). La différence est uniquement symptomatique : et d'ailleurs le farcin même chronique peut se compliquer d'écoulement par la pituitaire, et réciproquement.

Nous devons dire cependant que cette vérité a été récemment mise en doute de nouveau et presque en même temps en France et en Allemagne. L'article de M. Delorme (1) à ce sujet a été amplement réfuté, croyons-nous par M. Saint-Cyr (2). De même le professeur Gerlach (3) n'a pas eu de peine à démontrer à M. Hilse (4), soutenant la non-identité, que les diversités de phénomène et de symptôme n'étaient nullement suffisantes pour conclure à une diversité de nature. Du reste, M. Gerlach fait remarquer dans le même article que l'identité est universellement admise, non-seulement par les écoles françaises, mais encore par celles de Berlin et de Hanovre entre autres. Les travaux que nous avons cités ne paraissent pas de nature à détruire cet accord : aussi ne reviendrons-nous plus sur une question qui paraît désormais jugée.

Quelle est donc la lésion de la morve ? On sait, d'abord, que les solipèdes et particulièrement le cheval, sont les seuls animaux sur lesquels elle paraît se développer spontanément. Nous sommes heureux de pouvoir présenter ici comme type de description anatomique, l'observation suivante due à deux des vétérinaires les plus distingués de l'Allemagne, M. Erdt et Rolof.

(1) Delorme. La question de l'identité de la morve et du farcin est-elle définitivement jugée ? In Journal de médecine vétérinaire de Lyon, t. XIII. 1867.

(2) Sur l'identité de la morve et du farcin. Id.

(3) Prof[r] Dr Gerlach. — Rotz und Wurm sind in der Wissenschaft gleichbedeutend krankheiten. In Magazin für die gesammte Thier Heilkunde. T. XXXIV, p. 200. Berlin, 1868.

(4) Dr Hilse. Wurm and Rotzkraukheit sind im Sinne der gesetzgebung nicht gleich bedeutend, etc. Id. T. XXXIII, p. 268. Berlin, 1867.

OBSERVATION (1).

Le 17 août, un individu acheta un cheval et remarqua au côté droit du cou un certain nombre d'enflures volumineuses auxquelles il ne prêta pas grande attention. Il le conduisit dans son écurie, au milieu de ses autres chevaux. Quatorze jours après, l'animal ayant travaillé dans l'intervalle, un écoulement se montra par le naseau droit. Les grosseurs sus-mentionnées avaient augmenté. Le cheval fut isolé. Les phénomènes ne firent qu'empirer : des tuméfactions se montrèrent encore dans différents points du corps.

Le 19 septembre, j'examinai le cheval et constatai l'état suivant. Il est âgé de 23 à 25 ans, d'une taille élevée : la respiration est calme, pas de fièvre. Au côté droit du cou se voient une quantité de tumeurs, les unes sous la peau, les autres dans son épaisseur, la plupart confluentes. On en voit quelques-unes le long de la paroi costale droite, d'autres près de la colonne vertébrale, puis à la croupe et à la jambe droite. La plupart des tumeurs ont encore le volume d'une noix, quelques-unes sont un peu plus petites. Il en est qui siégent profondément dans l'épaisseur des couches musculaires. Presque toutes celles qui siégent à la surface sont ulcérées. Les bords de ces ulcères sont calleux ; on fait suinter par la pression un ichor trouble, jaunâtre, très-épais. Les autres tumeurs, superficielles, non ouvertes, sont presque toutes fluctuantes, ainsi que quelques-unes de celles qui siégent profondément. On remarque aussi quelques tumeurs dures, grosses comme une grenade environ, principalement à la poitrine,

(1) Bericht über ein mit der Rotz krankheit behaftetes Pferd, vom Departemens. — Thierarzt Erdt in Coslin, und folgender Bemerkungen von Roloff. In Magazin für die gesaminte Thierheilkunde, t. XXX, p. 96. Berlin, 1864.

au ventre et aux membres postérieurs : les pieds de derrière sont un peu œdématiés. Les glandes sous-maxillaires droites sont grosses comme des noix, fermes et élastiques. Du naseau droit s'écoule un liquide abondant, jaunâtre, verdâtre par moments, extrêmement visqueux et consistant, dans lequel se rencontrent des mucosités blanchâtres et des traînées rouges, colorées par le sang. La muqueuse du nez est rouge et friable. On y remarque des capillaires veineux et lymphatiques extrêmement dilatés. On n'y peut voir ni sentir aucun tubercule, aucun ulcère. Le cheval se débat énergiquement au moment de cet exemen qui semble être très-douloureux. Je déclarai l'animal atteint de morve et le fis immédiatement abattre.

Autopsie. — Cadavre émacié. Les tumeurs sous-cutanées sont distendues par une humeur analogue à celle que nous avons décrite plus haut. Le fond des ulcères est formé par un tissu cellulaire abondant. Les bosselures répandues dans le tissu connectif qui sépare les masses musculaires renferment un contenu gris-blanchâtre, jaune, caséeux par places. Celles qui ne sont pas ramollies renferment dans une capsule celluleuse une matière graisseuse, paraissant amorphe. Toutes les glandes lymphatiques sont dégénérées, notablement grossies ; à la coupe, elles ont l'aspect de masses tuberculeuses. Celles du mésentère présentent une infiltration considérable ; elles sont d'un brun noirâtre, par l'intensité de la stase veineuse. Les autres glandes lymphatiques, celles des bronches, la sous-maxillaire droite paraissent normales : plusieurs d'entre elles sont abondamment pigmentées.

Les poumons ne renferment pas de tubercules miliaires dans le sens propre du mot. Mais à la surface de ces viscères, sous la plèvre, au bord postérieur et en avant se voient 10 à 12 véritables tubercules lymphatiques, durs, blanchâtres, du volume d'un pois environ. A la coupe, on leur reconnaît une enveloppe de 1 à 2 millimètres d'épaisseur, renfermant une masse graisseuse, blanche, du volume d'une lentille environ.

C'étaient des tubercules lymphatiques dans leur stade de formation ; la lymphe stagnant dans les vaisseaux capillaires était devenue de plus en plus épaisse par la perte du liquide disparu par exosmose, et les corpucules lymphatiques avaient diminué sans qu'il fût survenu encore de calcification.

La muqueuse des naseaux était rouge-brun, parcourue par des capillaires sanguins et lymphatiques gonflés de sang et de lymphe. Ceux-ci étaient particulièrement turgides au voisinage des ulcères des nodules (tubercules) existant sur la muqueuse. Les ulcères morveux se montraient à toutes les périodes de leur développement : depuis l'état de tubercule miliaire proprement dit, gros comme un grain de millet, jusqu'à celui de véritables tubercules, et enfin sous forme de tumeurs ulcérées. Quelques-uns étaient si rapprochés qu'ils se confondaient pour former de vastes surfaces érodées et suppurantes.

Les tubercules et les ulcères occupaient surtout les deux tiers supérieurs de la cavité des naseaux, tandis que le tiers inférieur en était absolument indemne. La muqueuse tout entière était épaissie par une couche dure et comme gélatineuse d'une humeur lymphatique et muqueuse, blanchâtre et transparente. Celle du sinus frontal droit était également épaissie, altérée, et couverte d'une couche analogue.

J'ai fait deux préparations dont l'examen m'a paru démontrer irréfragablement les points suivants :

1° Il s'agit ici d'un cas de morve dûment constaté.

2° La genèse des tubercules lymphatiques qui a lieu dans le poumon, peut aussi s'observer sur la muqueuse nasale, et les tubercules miliaires proprement dits, lymphatiques, peuvent s'y montrer, comme cela est arrivé dans le cas actuel.

3° Les tubercules miliaires et les ulcères de la morve et du farcin, les tubercules du poumon, les ulcères de la muqueuse et de la peau sont identiques quant à leur genèse et à leur nature. Les différences sont uniquement dans la forme : les uns se dessèchent souvent et deviennent crétacés, les autres se rompent, s'ouvrent sous forme d'ulcère et deviennent ainsi la source d'un écoulement de lymphe infectieuse : tous phénomènes ayant plus affaire avec le siége et la disposition qu'avec la texture et la composition des tumeurs en question.

4° La morve, même d'ancienne date, peut exister sans que l'on rencontre dans le poumon les soi-disant tubercules miliaires, ce qui est encore contesté à tort.

5° Les tubercules que l'on rencontre peuvent atteindre le volume d'un pois et plus : ils proviennent de la lymphe et doivent être appelés tubercules lymphatiques et non miliaires, comme cela se fait d'habitude.

L'une des préparations sus-mentionnées montre la muqueuse de la partie antérieure des naseaux. On y voit des ulcères morveux à leurs diverses périodes d'évolution. Tous présentaient, à l'état frais, un fond rougeâtre avec des bords blanchâtres. La muqueuse, dans l'intervalle, était rouge-brique, un peu épaissie, recouverte d'une couche gélatineuse épaisse, avec injection et dilatation des vaisseaux sanguins et lymphatiques. En outre on remarque un grand nombre de nodules de la grosseur d'un grain de millet à un grain de chènevis. Ils sont tantôt isolés, tantôt réunis en îlots confluents, blanchâtres, durs, analogues aux tubercules miliaires du poumon dans la morve. Ce sont des nodules lymphatiques qui auraient pu devenir la source de nouveaux ulcères.

La seconde préparation, plus petite, est celle d'une partie de la muqueuse de la cloison. Au bord correspondant aux cornets se voient des amas de ces petits tubercules mentionnés plus haut. Au bord opposé, près de l'os frontal, existe un ulcère qui a complétement perforé la muqueuse.

On se tromperait, si l'on pensait que cet ulcère a procédé de la superficie à la profondeur. Il s'agit manifestement d'un engorgement de lymphe dans la profondeur, entre le cartilage et la muqueuse : celle-ci a été soulevée, puis plus tard perforée par le progrès de la tumeur. Au milieu de la préparation existe un tubercule volumineux, analogue à ceux du poumon, renfermant dans son intérieur un contenu athéromateux. A côté s'en trouvent trois autres qui montrent encore mieux l'évolution et le mode de formation identiques au processus des tubercules du poumon. L'un est encore dur et régulièrement arrondi : l'autre offre un point fluctuant et commence à présenter une concavité moins nette. Le troisième forme un ulcère fraîchement ouvert à bords saillants.

Examen microscopique. — Il a été fait par M. Rolof. L'épaississement de la muqueuse nasale est dû à la prolifération de son tissu : pas de traces d'exsudat d'aucune sorte. A la coupe, les couches superficielles sont rougeâtres et molles, les couches profondes blanchâtres et fermes. Les premières sont formées par les éléments de la muqueuse parsemés de nombreuses cellules rondes de différentes grosseurs. Dans les parties moins épaisses, ces cellules sont petites ou de moyenne grosseur, analogues aux éléments du tissu connectif sain ou des granulations : des noyaux libres en petit nombre. Avec l'augmentation d'épaisseur de la muqueuse, on note l'accroissement, en nombre et en volume, de ces éléments formant par place des amas analogues à des accumulations de globules de pus. En même temps, on note aussi l'aspect de plus en plus opaque et le contenu de plus en plus graisseux des cellules.

Quant à la couche profonde, périostique, elle présente aussi les traces d'une prolifération abondante, mais peu de cellules rondes, analogues aux précédentes; au contraire des éléments plus volumineux, fusiformes, en un mot, prolifération du tissu connectif normal. Il y a des points où le périoste lui-même est altéré et ramolli jusqu'à l'os : là, on retrouve les cellules rondes mentionnées ci-dessus.

Les noyaux isolés ou confluents se rencontrent à la fois dans des points de la muqueuse épaissis et dans ceux qui présentent la tuméfaction indiquée. Dans le premier cas, ils sont entourés de tissu sain : sur la limite se voient des traînées de petites cellules rondes de granulations: au centre les éléments sont plus volumineux et troublés par le contenu graisseux. Les tumeurs qui siégent dans les points épaissis et altérés de la muqueuse ne présentent pas de délimitation bien tranchée : elles semblent formées par une accumulation plus considérable, en ce point, des éléments précités. Dans certains points où le processus est plus avancé, on constate la destruction des cellules en voie de s'effectuer : par places, il existe au centre de la tumeur une masse absolument puriforme. La disposition de certains de ces foyers laisse penser qu'on peut avoir affaire à des vaisseaux lymphatiques dilatés.

Les nodules isolés sont en partie durs, encore en partie transformés en ulcères. Les bords et le fond de ces ulcères sont constitués par des éléments en prolifération; dans certaines parties des couches les plus superficielles de la muqueuse se voient des multiplications de cellules rondes et volumineuses avec tendance rapide à la destruction. C'est ce que Leisering appelle *infiltration morveuse*. Du reste, le mot d'infiltration est mauvais; il vaudrait mieux dire *morve diffuse*, puisque, d'ailleurs, il ne s'agit nullement d'exsudat.

— Cette observation, si remarquable et si complète, est la confirmation éclatante des travaux récents. Elle reproduit presque intégralement la belle description de Virchow, dans le 2e volume de son *Traité de pathologie ;* elle concorde aussi avec l'opinion émise par Fœrster (1).

En la résumant, on voit qu'il s'agit de lésions multiples portant essentiellement sur l'appareil lymphatique. La plupart de ces tumeurs sont des *lymphômes :* lymphômes homœoplastiques pour la plupart. Mais il s'en trouve aussi d'hétéroplastiques, ces derniers correspondant précisément à l'infiltration morveuse de *Leisering* (2). Nous ne pouvons mieux

(1) Handbuch der Path. Anat. 1865.

(2) Bericht uber das veterinairwesen im köuigbreich Suehren. 1862.

comparer ces faits qu'à l'altération de la fièvre typhoïde dans ce qu'on appelle les *plaques dures*. On croyait autrefois à un exsudat. On sait maintenant qu'il s'agit de follicules nouveaux, de lymphômes hétéroplastiques développés dans l'intervalle des éléments glandulaires préexistants et hyperplasiés.

On ne peut nier, d'autre part, que la granulation morveuse, absolument identique à la granulation tuberculeuse vraie, ne soit un lymphôme dans le sens propre du mot. L'une et l'autre sont essentiellement constituées par de jeunes cellules, ayant 0^{mm},008, pourvues d'un très-grand noyau sans nucléole, analogues de tous points aux cellules de la lymphe, aux cellules indifférentes, de bourgeons charnus, etc. On peut, dans une granulation morveuse, comme dans une granulation tuberculeuse, distinguer d'ordinaire les trois zones suivantes :

1° Une zone externe : ce sont les éléments du tissu proliférant à la façon ordinaire. On y voit les cellules en voie de multiplication dans les espaces plasmatiques, quelques-unes renfermant 2, 3 et jusqu'à 7 et 10 noyaux destinés à constituer autant de jeunes éléments.

2° Une zone moyenne comprenant les cellules caractéristiques décrites plus haut (cytoblastion de M. Robin), ressemblant de tous points aux cellules de la lymphe, aux corpuscules lymphatiques.

3° Une partie centrale composée de quelques-uns des éléments en voie de destruction, surtout graisseuse : ces éléments ramollis et épaissis constituent cette matière *caséeuse* bien connue.

A ce propos, nous ne saurions trop nous étonner que M. Saint-Cyr ait cru devoir décrire dans les tubercules morveux des corpuscules particuliers différents des éléments normaux ou pathologiques connus (1). Il est évident qu'il s'agit là d'une erreur analogue à celle de l'ancienne école microgra-

(1) Journal de médecine vétérinaire de Lyon T. XXI. 1865.

phique française : on ne discute même plus aujourd'hui la soi-disant nature parasitaire des tumeurs.

En somme, c'est bien le système lymphatique tout entier qui est pris dans la morve. Et l'on sait que, d'après les récents travaux de Recklinghausen et autres, le tissu connectif doit être regardé comme un annexe, ou, si l'on veut, comme une extension du tissu lymphatique ; tous les deux ne forment véritablement qu'un même appareil de protection et de résorption qu'on pourrait appeler lympho-connectif. Il n'est donc pas surprenant que dans la morve le tissu connectif soit pris également, et manifeste dans plusieurs points des phénomènes de prolifération. Le fait est encore plus simple et plus frappant, si l'on se rappelle que la cellule contenue dans un espace plasmatique de ce tissu offre elle-même la plus grande analogie avec les cellules de la lymphe.

Il reste donc établi que la morve, quel que soit son poin de départ, est bien une affection de l'appareil lymphatique, du système lympho-connectif ; elle se caractérise essentiellement par l'irritation et l'hyperplasie consécutive de ce système.

Existe-t-il chez l'homme quelque chose d'analogue ? En regard de l'observation précédente, nous plaçons celle qui suit : c'est la seule que nous ayons pu trouver, le seul fait de soi-disant morve humaine avec examen histologique complet. On jugera immédiatement de la différence.

OBSERVATION (1).

Le mardi 30 juin 1868, le nommé N..., âgé de 37 ans, est admis à l'hôpital Lariboisière et placé dans le service de M. Hérard (salle Saint-Landry, n° 17).

Cet homme, fort et vigoureux, exerce la profession de bou-

(1), pr Obsera vatio n de morv e aiguë chez l'hommeMM. Carville et Cornil. Recueil de médecine vétérinaire 1868.

cher et de marchand de chevaux. Il avoue des habitudes alcooliques.

Des renseignements fournis par lui et confirmés par ses parents, il résulte que dans ce dernier mois il avait acheté plusieurs vieux chevaux et que quelques-uns de ces animaux étaient morts en sa possession. Il y a six semaines environ, il avait été obligé d'en faire abattre un par l'équarrisseur; ce cheval, qui ne pouvait pas respirer, dit-il, rendait par une des narines une matière liquide, *jetage résultant de l'affection*, d'après l'affirmation du vétérinaire.

Deux jours avant de faire abattre ce cheval, N..., en dépeçant un bœuf, s'était fait une blessure à la main gauche avec un os. Cette blessure le préoccupa peu, et il continua à soigner son cheval malade jusqu'au moment où il le fit tuer.

Quelques jours après s'être piqué, N... ressentit de vives douleurs dans l'épaule, le bras et le coude gauches; il avait des frissons, une soif ardente, mais il affirme n'avoir pas eu de traînées rouges sur l'avant-bras, pas de ganglions engorgés dans l'aisselle.

Une application de sangsues amena une amélioration notable, quoique les douleurs musculaires persistassent.

Vers le 15 juin, apparition de phénomènes semblables au bras droit. Le coude enfle, rougit, le bras et l'épaule sont gonflés et douloureux. Les sangsues sont appliquées, mais ne produisent que peu d'effet.

Des douleurs vives et continues se déclarent dans les cuisses, les jambes, les reins et le ventre.

Le malade se sentait courbaturé, les masses musculaires offraient des tumeurs profondes, de grosseurs variées.

Le 20. Céphalalgie; la face devient douloureuse, éruption sur presque tout le corps de gros boutons rouges et saillants.

Le dimanche 28 juin. Le nez, l'œil droit, toute la région péri-orbitaire sont rouges, enflés, d'une chaleur intense; un peu d'écoulement par la narine droite.

Soif très-vive, fièvre brûlante. Un peu de délire, surtout la nuit.

Le 1er juillet. Le malade, entré la veille, a été tellement agité pendant la nuit qu'on a dû le fixer dans son lit. Ce matin il est calme, a sa présence d'esprit et fournit les renseignements ci-dessus.

L'examen auquel on se livre fait constater que sur tout le corps, mais à des distances assez grandes, existent des pustules d'un diamètre de 6 à 8 millimètres, pleines d'un pus blanchâtre, sur un fond rouge un peu induré.

Ces pustules ressemblent à celles de la variole, mais avec des proportions exagérées.

Cette éruption est plus nombreuse sur le côté droit de la face et sur le bras droit.

Le coude droit est rouge, gonflé, tendu; dans le pli du coude on perçoit une fluctuation manifeste.

Dans les masses musculaires des mollets, des cuisses, des bras, des pectoraux, on sent de petites tumeurs dures et douloureuses à la pression.

La face est rouge, congestionnée; pas de glandes au cou, ni dans les aisselles, ni dans les aines.

L'œil droit est fermé, les paupières sont tuméfiées, lisses, brillantes; par la fente palpébrale s'échappe un mucus jaune rougeâtre.

Tout le pourtour de l'orbite, la racine du nez et le front sont œdématiés et rouges.

Le gonflement du nez descend et envahit les narines; celle de droite est oblitérée par des croûtes et du mucus; toutefois, il s'en échappe un liquide sanieux, roussâtre; la narine gauche paraît beaucoup moins malade; pas d'écoulement de ce côté.

Les pustules qui sont situées sur ces parties érysipélateuses sont moins blanchâtres que celles du reste du corps; elles ont une teinte brun roux et paraissent contenir plutôt de la sérosité que du pus concret.

Fièvre intense, pouls à 150, sueur abondante. Le malade ne se plaint que de douleurs musculaires et d'une céphalalgie très-forte. Rien au cœur.

L'auscultation et la percussion du poumon ne font reconnaître que quelques râles disséminés, presque pas de toux, mais quelques rares crachats un peu teintés en rouge, sans odeur. Urine rouge, sans albumine ni sucre.

Agitation extrême du malade, qui veut se lever à chaque instant.

Prescription : Quinquina sous différentes formes, alcoolature d'aconit, potion alcoolisée, vin, potage.

Bientôt après la visite, le délire du malade augmente ; on est dans la nécessité de l'attacher.

Le soir on remarque que les paupières de l'œil droit, la racine du nez, ont une teinte bleue, gangréneuse ; les pustules sont devenues noirâtres.

La face est vultueuse, la respiration très-rapide, bruyante ; le pouls ne peut plus se compter.

Le 2 juillet à 7 heures du matin. Mort.

A 9 heures, le corps a conservé une température très-élevée, quoique la rigidité cadavérique ait commencé ; toutes les parties érysipélateuses ont la teinte d'eschares ; il y a de grosses phlyctènes au bras droit. Le sang, examiné au microscope, contient un certain nombre de bactéries.

Le 3 juillet. *Autopsie.*

Infiltration purulente, diffuse ou collective du derme et du tissu sous-dermique du front et des paupières : pus dans la conjonctive droite.

La muqueuse nasale est boursouflée, ecchymosée, ulcérée.

L'éruption sur les muscles et le tronc est formée de grosses pustules remplies soit de pus concret, soit d'une sérosité sanguinolente.

Dans les bras, les mollets, le grand pectoral droit, abcès

musculaires profonds contenant un liquide séro-purulent et des détritus filamenteux.

Dans les articulations du coude et du genou droits, sérosité louche, puriforme. Synoviales injectées.

Dans les veines du bras droit, caillots puriformes au-dessus de la collection du pli du coude.

Le cerveau est congestionné; liquide rare dans les ventricules. Rien dans les veines.

Le voile du palais est ulcéré et infiltré de pus, ainsi que l'amygdale droite et un peu la gauche.

La langue et les replis aryténo-épiglottiques ne sont pas ulcérés. L'intestin et l'épiploon sont normaux.

Le foie est énorme, gras; pas d'abcès; rate volumineuse, un peu molle; reins congestionnés; la substance corticale est grasse, le péricarde viscéral couvert d'ecchymoses. Caillot fibrineux récent dans le cœur; pas d'altération des orifices ni des valvules.

La corde vocale inférieure droite est un peu hyperémiée par îlots. Au commencement de la trachée et au niveau du cricoïde sont de petites taches saillantes, jaunâtres, dont la base est entourée d'un cercle de congestion.

La plèvre est rouge, ecchymosée en plusieurs points; pas de granulations visibles à l'œil nu.

Les poumons présentent à leur surface des tumeurs en relief, dures, grises ou rosées, ou jaunâtres; à la coupe ces tubercules sont gris, grenus, imbibés de pus; vive congestion autour de ces tumeurs, dont le volume varie d'un grain de millet à un gros pois. Dans les grosses bronches on trouve des points jaunâtres formant saillie; muqueuse très-injectée, liquide puriforme épais. Le poumon gauche offre des îlots d'hépatisation grise. Dans le centre du lobe inférieur on trouve de véritables abcès.

Examen microscopique (par le Dr Cornil). — La *peau* a été examinée après durcissement dans l'alcool. Les pustules, petites et superficielles, ne différaient pas des pustules que j'ai décrites dans la variole. Au début, les globules de pus naissaient aux dépens des cellules du corps muqueux de Malpighi; il y avait le même état vésiculeux des cellules épethéliales de distance en distance dans les diverses couches d'épiderme; le même réseau, d'apparence fibrillaire dû à la conservation et à l'aplatissement d'un certain nombre de cellules; de telle sorte que, quand la pustule était bien formée, les globules de pus étaient compris dans les mailles de ce réseau, entre les papilles et l'épiderme.

Dans les points où existaient des tumeurs cutanées plus considérables, tout le réseau papillaire, le derme et le tissu cellulo-adipeux sous-cutané présentaient une prolifération des éléments du tissu conjonctif et des corpuscules de pus : il y avait là de véritables phlegmons où le pus était infiltré dans le tissu conjonctif. Au niveau de ces parties, le corps muqueux de Malpighi était transformé en un tissu aréolaire à mailles perpendiculaires aux papilles et contenant des globules de pus. Les couches épidermiques conservées présentaient, de distance en distance, un état vésiculeux des cellules. Dans ces parties de la peau, il y avait eu d'abord des pustules qui, après avoir débuté par une formation de corpuscules de pus dans le corps muqueux, avaient, en s'agglomérant et en s'étendant en profondeur, transformé la peau en un phlegmon. On a noté, du reste, que les veines qui en partaient étaient oblitérées par de la fibrine adhérente.

Muscles. — Les petits abcès musculaires, examinés après durcissement dans l'acide chromique, montraient sur une section, dans toute leur zone périphérique, un épanchement de globules rouges entre les fibres musculaires. Celles-ci avaient été dissociées et comprimées par le sang; de telle sorte qu'elles étaient là en dégénérescence cireuse, converties de distance en distance en gros blocs réfringents. Dans la partie centrale des abcès, il y avait des globules de pus mêlés au sang en très-grande quantité. Dans les abcès plus volumineux, les muscles étaient situés au milieu du pus, dissociés, en dégénérescence cireuse et graisseuse. Dans ces abcès, il n'y avait que des globules de pus et pas de sang.

Muqueuse buccale. — La muqueuse de la voûte palatine présentait de petits points transparents, légèrement saillants et ressemblant exactement à de petites vésicules de sudamina. En faisant une section mince sur la muqueuse fraîche dans ces points, nous avons vu qu'il s'agissait là de dilatation des conduits des glandes acineuses de la muqueuse. Le conduit glandulaire, arrivé dans la couche épaisse d'épithélium pavimenteux stratifié, se dilatait et était rempli dans ce point par de l'épithélium vésiculeux. C'était là, dans les conduits des glandes acineuses, la même lésion que j'ai observée plusieurs fois dans les conduits des glandes sudoripares, et qui constitue les sudamina cutanés.

La muqueuse du voile du palais était exulcérée, très-épaisse, et le chorion muqueux était infiltré de pus, en même temps que son épithélium avait subi les mêmes lésions que celui de la peau.

Les amygdales montrent aussi des parties infiltrées de pus.

La *muqueuse des fosses nasales* présentait les mêmes modifications : son épithélium était tombé; le chorion muqueux était dans toute son épaisseur en suppuration phlegmoneuse, et la surface libre bourgeonnait.

Muqueuse du larynx et de la trachée.— Après avoir fait durcir dans l'alcool ces muqueuses, j'ai étudié les granulations et plaques saillantes sur des coupes perpendiculaires à la surface. Les petites granulations du larynx étaient recouvertes par des couches d'épithélium devenu muqueux, vésiculeux, et de globules de pus formant un magma blanchâtre, opaque. Au-dessus existe une couche de petites cellules prismatiques implantées perpendiculairement sur la surface du chorion muqueux. Celui-ci est limité par la couche homogène hyaline normale.

Dans les points malades, le chorion muqueux est épaissi par la formation de nombreuses petites cellules en rangées parallèles et résultant bien évidemment de l'hyperplasie des cellules du tissu conjonctif. Le relief des granulations et îlots saillants du larynx et de la trachée était donc constitué par la chute et la disparition de l'épithélium et par l'hyperplasie des cellules du tissu conjonctif. En outre, les culs-de-sac glandulaires des glandes acineuses comprises dans la zone d'irritation de ces néo-formations, présentaient leurs culs-de-sac agrandis, leurs cellules grossies, devenues sphériques et libres au milieu du cul-de-sac. Il y avait aussi dans les glandes une multiplication de leurs cellules d'épithélium. Sur les parties ulcérées de la muqueuse des voies respiratoires, l'ulcération était causée par la chute complète de l'épithélium et par la suppuration et la destruction de la partie la plus superficielle du chorion muqueux.

Poumon. — Dans le poumon étudié frais ou après durcissement dans l'acide picrique, tous les îlots, gris, jaunâtres, durs ou ramollis, et *à fortiori* ceux qui présentaient à l'œil nu un véritable ramollissement puriforme, tous ces îlots étaient constitués uniquement par de la pneumonie catarrhale lobulaire. Cela veut dire que les alvéoles pulmonaires dans les points malades étaient complètement remplis par des globules de pus et des cellules volumineuses, rondes, contenant plusieurs noyaux. Il n'y avait là rien qui rappelât, de près ou de loin, soit des granulations tuberculeuses, soit les granulations morveuses du cheval que j'ai étudiées avec M. Trasbot.

Le *foie* montre des cellules remplies de granulations et de gouttelettes graisseuses.

Le *rein* présente aussi, dans un grand nombre de tubuli, des cellules infiltrées de granulations protéiques et graisseuses.

En résumé, si l'on s'en rapporte à l'examen microscopique, ce cas de morve humaine diffère sensiblement de la morve aiguë du cheval, où l'on voit dans tous les organes des granulations analogues aux granulations tuberculeuses, c'est-à-dire constituées par de petits éléments agglomérés en forme de grains au milieu d'une substance fondamentale dense et devenant caséeux à leur centre.

Ici nous n'avons trouvé, dans chaque organe, que de petits foyers d'inflammation suppurative, ou du pus infiltré comme dans un phlegmon, dans une grande étendue du tissu conjonctif, dans la peau, le tissu sous-cutané et le chorion muqueux de la muqueuse des fosses nasales, du voile du palais, etc.

Nous avons appris depuis, de notre excellent maître, M. le professeur Reynal, que des inoculations faites par lui, avec la matière provenant de cet homme morveux, sont restées sans succès.

« Il sera essentiel à l'avenir, ajoute M. Cornil, d'étudier attentivement tous les cas de morve humaine; car il serait possible que l'inoculation de la morve du cheval à l'homme se caractérisât seulement, comme dans cette observation, par des lésions d'infection purulente, au lieu de reproduire, ainsi qu'il eût été naturel de le supposer, les granulations de la morve aigüe. »

Nous irons plus loin; et, en présence de ce fait si net, en l'absence des cas contradictoires, nous nous demanderons si, depuis M. Rayer, on ne s'est pas trompé en admettant une morve humaine. L'anatomie pathologique comparée conclut à l'affirmative. Cependant l'observation n'est pas tout, et le temps est passé où la statistique remplaçait le raisonnement. Les expériences de M. Villemin ont introduit, dans la question, des éléments complétement neufs. Il nous faut maintenant en comparer les résultats, les rapprocher des faits précédents, étudier les conditions de développement et de transmission de la morve : sujets délicats et complexes, soulevant les questions les plus ardues que nous pouvons seulement. effleurer. Aussi réclamons-nous toute l'indulgence de ceux qui voudront bien nous suivre dans cette discussion, leur rappelant d'ailleurs que nous marchons les yeux fixés sur deux faits incontestables. Car la saine méthode n'exclut pas le raisonnement, comme veulent le faire les empiriques et les faiseurs de statistiques; elle veut seulement qu'il s'appuie sur l'observation et l'expérience.

DEUXIÈME PARTIE

LA PATHOGÉNIE DE LA MORVE.

« Qu'est l'observation si l'on ignore le siége du mal ? » s'écrie l'illustre Bichat, dégoûté de la statistique et des classifications nosologiques à la façon de Sauvages. C'est qu'en effet, l'observation nous fait connaître les symptômes, une seule des trois grandes notions dont l'ensemble constitue la maladie, comme le fait remarquer Broussais. L'anatomie pathologique nous montre le siége : deuxième notion. C'est la pathogénie qui complète l'ensemble en nous révélant la *cause*, le mode d'action de l'irritant quelconque, le processus.

Certes il est des maladies dans lesquelles cet élément est moins important, il en est d'autres où il est indispensable : c'est le cas de la morve. Sa lésion est identique à celle de la syphilis, analogue du moins, et personne ne soutiendra que c'est la même chose. La pathogénie détermine ici la différence. Elle est identique aussi à celle de la tuberculose : ici, par exemple, la question ne se tranche pas d'emblée, et l'identité et la non-identité de nature mérite une discussion approfondie, destinée à occuper dans ce mémoire une place importance.

§ Ier. — *Quelques mots d'historique.*

La nature de la morve a été de tout temps l'objectif de recherches multipliées. Nous demanderons la permission de laisser de côté l'antiquité proprement dite. Si elle nous instruit en beaucoup de points : sur celui-ci, elle est muette, et nous n'avons que faire de perdre notre temps avec elle. Certes, il serait important de savoir si véritablement les anciens ont connu la morve : non pas tant au point de vue de leurs descriptions, qu'au sujet de l'apparition réelle de cette maladie.

Par malheur, le temps nous manque pour ces recherches, très-intéressantes, et qui demanderaient à elles seules un mémoire particulier. Certains auteurs citent d'emblée Aristote qui parle d'un cheval ou d'un âne, affligé d'un écoulement par les naseaux. D'autres prétendent que nombre de maladies peuvent présenter le même phénomène. Cependant il ne paraît guère douteux que les anciens aient observé la morve ; les conditions de son développement spontané, si faciles à réaliser, ont dû se rencontrer avec la plus grande facilité aussi à cette époque : et jusqu'à preuve du contraire, il nous paraît qu'il s'agit d'une affection ayant existé de tout temps, en prenant cette expression dans son sens relatif (1).

Quoi qu'il en soit, les vétérinaires et maréchaux qui écrivirent sur la morve au commencement de la renaissance et jusqu'au XVIIIe siècle, ne font qu'adapter à cette maladie les théories humorales anciennes. Ainsi, Solleysel, écrivant en 1659, considère la morve « comme une maladie froide, ayant de l'affinité avec la morfondure, la vraie et la

(1) Aristote décrit positivement, dans son histoire des animaux, une maladie propre aux ânes ; il l'appelle μᾶλις. Cette maladie attaque la tête : l'animal jette par les narines des phlegmes roux et épais. Lorsqu'elle descend sur le poumon l'animal périt. Tant que la tête seule est affectée, la maladie n'est pas mortelle.

L'auteur de l'article *morve*, dans l'*Encyclopédie méthodique* (Médecine, par Vicq-d'Azyr et Moreau (de la Sarthe, 1821), après avoir rappelé ce passage, ajoute qu'il ne s'agit pas de la morve, mais bien de la *morfondure*, et cela tout simplement parce qu'Aristote prétend que les animaux ainsi atteints sont très-sensibles aux froids. C'est là un argument d'autant plus pauvre que l'illustre encyclopédiste grec ajoute, d'autre part : la maladie est incurable quand l'écoulement nasal devient sanieux. Ce qui s'applique admirablement à la morve, et point du tout à la morfondure. (Dans le langage de l'école, cette expression indique le catarrhe de la pituitaire, le coryza.)

fausse gourme, et due à une humeur âcre qui corrode la membrane pituitaire. » Pour Garsault, l'auteur du *Nouveau parfait maréchal*, c'est une maladie engendrée par la lymphe épaissie que le sang dégorge dans les glandes du nez et de la ganache (1).

En 1749, parut un travail qui fait époque dans l'histoire de la morve. Lafosse le père établit dans un mémoire célèbre (2), qu'il s'agit d'une maladie inflammatoire et locale, dont le véritable et seul siége est la membrane pituitaire. On arrivait au moins à quelque chose de sérieux et de discutable ; on abandonnait des théories dont le moindre tort était de fermer la porte à toute recherche, en paraissant tout expliquer. Buffon adopta ces idées : le malheur, c'est qu'il appuya le système de Lafosse sur une observation erronée empruntée de Pline, savoir : que les chevaux enfoncent en buvant leurs naseaux dans l'eau froide, d'où le rhume, pouvant dégénérer en morve. Or, si l'illustre naturaliste eût pris la peine de s'informer, il eût vu que les chevaux ne sont nullement forcés de plonger leur naseaux dans l'eau quand ils boivent : cela n'arrive qu'accidentellement et par fantaisie. Il suffit de les regarder boire pour s'en convaincre. Du reste, il faut avouer, avec Hurtrel d'Arboval, que Lafosse est le premier auteur qui ait étudié la morve d'une façon sérieuse et presque scientifique.

Néanmoins, on revint immédiatement à l'humorisme. Bourgelat accuse la *discrasie*, la corruption — primitive, bien entendu — du sang et des humeurs. Il compare les ulcères de la morve aux chancres vénériens. Dutz, vétérinaire hollandais, auteur de *l'anti-maréchal, ou le vrai miroir de la maladie des chevaux*, tient aussi pour les humeurs et conseille les su-

(1) Voy. Hurtrel d'Arboval. Dictionnaire de médecine et de chirurgie vétérinaire. 1827. T. III, p. 136.

(2) Lafosse. Mémoire sur la morve. 1749. (Voy. aussi observations et découvertes faites sur les chevaux. 1751.

dorifiques et les purgatifs. Avec un pareil titre, on pouvait s'attendre à tout.

En somme, au milieu de ces élucubrations, la médecine vétérinaire ne faisait pas plus de progrès que la médecine humaine. Avec le commencement du XIXe siècle, les études d'anatomie pathologique imprimèrent à la science et aux nouvelles recherches un caractère plus précis. Nous avons vu déjà, cependant, se dégager une opinion raisonnable, celle de Lafosse qui considère la morve comme une inflammation de la pituitaire. Cet auteur avait eu le tort immense de ne tenir aucun compte des lésions pulmonaires et autres, les regardant comme des coïncidences, ou plutôt comme des complications de maladies diverses.

Cette coïncidence n'échappa point à Dupuy, d'Alfort. Cet auteur, considérant les lésions pulmonaires en particulier, croit y reconnaître les tubercules si bien décrits dès lors — au point de vue grossier — par Baylo et Laënnec, et vus d'ailleurs bien avant eux. Il franchit le pas, et d'emblée crut reconnaître dans la morve l'affection tuberculeuse du cheval. Il avait devancé la science, mais appuyé sur de bonnes raisons : car il y avait là en réalité une identité de lésions qui devait frapper un observateur attentif. Nous verrons comment les recherches histologiques modernes ont en partie justifié cette opinion.

Elle avait d'ailleurs été émise, vers la même époque, par un médecin. L'auteur d'un très-remarquable mémoire sur la phthisie, John Baron, s'exprime ainsi : « La maladie qu'on appelle glandes (*glanders*, morve), est, rigoureusement parlant, une affection tuberculeuse, qui attaque les poumons du cheval et qui a la plus stricte analogie avec la consomption pulmonaire de l'homme. Le farcin est également une maladie du même genre qui affecte une autre partie de l'animal (1). »

(1) John Baron, traduit par Boivin. Recherches, observations et expériences sur le développement des maladies tuberculeuses. 1825.

Enfin la morve a été regardée par plusieurs auteurs de cette époque comme une maladie du système lymphatique. Seulement, cette idée n'est rien moins que scientique : car il s'agit pour eux, en réalité, d'une *altération primitive* de la lymphe, fait inadmissible et absolument erroné d'après les données de la science moderne.

§ II. — *Développement de la morve chez les solipèdes : contagion et spontanéité.*

On ne croit plus, comme autrefois, que la contagiosité d'une maladie en établisse forcément le caractère dit spécifique. On sait — et nous aurons à y revenir — que le pus d'une ophthalmie simple, celui même d'un coryza ordinaire, *peuvent* déterminer chez un individu sain des affections analogues. Néanmoins, il y a des degrés nombreux : et sous ce rapport, il importe de conserver le nom de maladies contagieuses à celles dont la transmission s'opère avec la plus grande facilité.

Sous ce rapport, on ne peut nier que la morve ne soit une affection contagieuse. Entendons-nous d'abord sur les termes : car, dans des articles récents, publiés dans le *Recueil de medecine vétérinaire*, il règne à ce sujet, la plus grande confusion. La contagion doit s'entendre de la transmission d'un animal à un autre, d'un principe morbide, plus exactement d'un *contagium*. Et le *contact* réel des corps n'est nullement nécessaire : la contagion peut s'effectuer à distance, pourvu toutefois que celle-ci ne soit pas trop considérable : elle s'exerce dans un village, dans un quartier, même dans une ville. Il suffit, en un mot, que les particules quelconques provenant d'un individu malade puissent être transportées, avant décomposition, sur l'individu sain. Dans l'*infection* proprement dite, le principe nuisible existe dans l'atmosphère, pouvant provenir d'un animal, ou des conditions cosmiques. La contagion est un cas particulier de l'infection, et dans ce sens, une maladie contagieuse est infectieuse en même temps, tandis que certaines maladies peuvent être infectieuses, et non contagieuses, telle la fièvre intermittente, la malaria.

La question ainsi posée, nous pouvons affirmer la contagion de la morve, surtout aiguë. Les recueils vétérinaires, tant anciens que modernes, fourmillent de faits incontestables à cet égard. Quant à la morve chronique et au farcin surtout, la contagion est possible à la rigueur, mais infiniment plus rare et plus difficile. Et cela se comprend de suite, la lésion extérieure, le catarrhe, source principale de la contagion, faisant ici défaut. C'est ce qui rend si difficile la solution du problème : aussi conclurons-nous avec M. Bouley, que la contagion étant possible, quoique non absolument prouvée pour le farcin chronique, le plus sage est de prendre toutes les précautions usitées en pareil cas (1).

Mais la contagion admise, s'ensuit-il qu'elle soit le mode unique de propagation de la morve? C'est du moins une opinion qui a été émise, et en particulier par plusieurs médecins, lors de la dernière discussion de l'Académie de médecine sur ce sujet (2). M. Bouillaud, entre autres, n'a voulu admettre pour la morve, maladie spécifique et virulente, d'autre cause que la contagion. A maladie spécifique, il faut une cause spécifique : tel est le cercle vicieux dans lequel il a tourné avec plusieurs argumentateurs.

Or, il est une première fin de non-recevoir que M. Leblanc a spirituellement formulée dans cette discussion, disant que d'après l'opinion de ces messieurs, le cheval placé dans l'arche de Noé a dû être un cheval morveux. C'est qu'en effet, quoi qu'il en soit de la contagion de la variole, par exemple, elle a dû naître spontanément, à un moment donné, dans des circonstances qui peut-être n'existent plus aujourd'hui. Pour la

(1) Nouveau Dictionnaire de médecine vétérinaire, par MM. Bouley et Reynal, t. VI, p. 493 ; 1860.

(2) Voyez la *Gazette des hopitaux* de 1867.

morve, il n'y a que faire de remonter aux Sarrazins, ni même au déluge, et nous allons montrer qu'à l'heure qu'il est, elle se développe tous les jours spontanément. Nous laisserons dès à présent de côté cette discusion académique qui n'a pas fait avancer la question d'un pas.

Presque tous les anciens auteurs sont unanimes pour affirmer l'influence de la mauvaise alimentation, de l'habitation insalubre et des excès de fatigue sur le développement de la morve. Les preuves ont été de nouveau fournies par les vétérinaires français modernes, et à cet égard nous citerons le fait suivant, rapporté par M. Bouley, et avec raison, comme caractéristique et irréfutable.

« Nous fûmes appelé en consultation il y a quelques jours, dit M. Bouley (1), de concert avec notre collègue M. Villate, par le directeur de l'administration des *Gondoles parisiennes*, voitures publiques qui font un service assez rapide entre Paris et Versailles. La morve et le farcin décimaient les chevaux de cet établissement, et depuis plus de trente ans qu'il était fondé, jamais pareil événement n'était survenu. Cependant, rien n'avait été changé dans le régime alimentaire des animaux; rien non plus, en apparence tout au moins, dans les autres conditions hygiéniques: même habitation, mêmes soins, même étapes, même durée de travail, même vitesse, etc. Un seul fait nouveau était intervenu : la transformation d'*emblée* de la route pavée de Paris à Saint-Cloud en une chaussée macadamisée. M. Villate et moi nous tombâmes d'accord pour attribuer à cette circonstance unique, le mal qui sévissait sur les chevaux des gondoles. Et effectivement, ces chevaux avaient été obligés, depuis quelque temps, à des efforts excessifs de traction pour mouvoir, avec *la vitesse réglementaire*, les voitures auxquelles ils étaient attelés, sur un terrain rendu meuble par les pierres non encore cimentées

(1) *Loc. cit.*, p. 473.

dont il était nouvellement chargé. C'était si bien là la cause des maladies qui sévissaient sur les chevaux des gondoles qu'elles disparurent d'elles-mêmes, lorsque la chaussée nouvellement macadamisée, s'étant affermie par l'usage, le roulis des voitures devint facile, et le service de leurs moteurs réguliers. »

On pourrait multiplier à l'infini les faits analogues. Récemment encore, M. Leblanc nous racontait le suivant : « Ayant été appelé en consultation à Frosdhorff pour visiter les chevaux du comte de Chambord, décimés par la morve, il trouva des écuries parfaitement installées en apparence, en réalité froides et humides. Des mesures d'hygiène et d'assainissement firent disparaître la maladie pour ainsi dire du jour au lendemain. »

D'ailleurs, il importe de remarquer que, dans le cas de surmenage apparent, une alimentation abondante peut prévenir les accidents. Le fait suivant, emprunté à M. Bouley (1) en est une preuve frappante.

« Il existe à Paris, dit le savant inspecteur des écoles vétérinaires, une entreprise de transport de commerce des voyageurs qu'on appelle les *Montrougiennes*, du nom de la localité où elle a son siége. Les écuries de cet établissement sont des plus malsaines : l'espace, l'air et la lumières y manquent ; les chevaux y sont, à la lettre, entassés, et l'été, on a peine à y respirer, tant l'atmosphère en est étouffante et chargée de gaz ammoniacaux qui vous saisissent aux yeux et à la gorge. Le service de cette exploitation est des plus pénible, dans la belle saison surtout, où l'affluence des voyageurs impose la nécessité de multiplier le départ des voitures, et conséquemment de faire faire aux chevaux, dont le nombre n'est pas suffisant peur répondre à ces exigences accidentelles, un plus grand nombre d'étapes. Malgré ces conditions hygiéniques déplorables, la morve et le farcin sont dans cet établissement des

(1) *Loc. cit.*, p. 471.

faits exceptionnels, et le secret de cette innocuité est tout à fait dans le coffre à l'avoine. Le directeur de cette entreprise, forcé de subir les conditions qui lui sont faites par l'espace trop exigu, a compris qu'il ne pouvait obtenir de ses moteurs de la force, qu'en leur fournissant les moyens de la produire. »

En réalité, dans ce cas, le surmenage est évité grâce à l'excès de l'alimentation. Il nous paraît inutile d'insister davantage; quoi qu'on puisse penser de la morve, elle naît spontanément et dans les conditions où prennent naissance un certain nombre de maladies humaines. Elle est un des résultats de ce que M. Bourchardat a si heureusement indiqué sous le nom de *misère physiologique*; laquelle produit, entre autres choses, la *pommelière* chez la vache, la tuberculose chez l'homme.

Nous ne voulons pas en dire davantage en ce moment. Il nous suffit d'avoir établi que la morve est une maladie qui naît spontanément chez les solipèdes par suite de la misère physiologique, se transmet souvent par contagion et se caractérise anatomiquement par des granulations tuberculeuses *vraies*, par des lymphômes.

§ III. — *Morve et tuberculose : la morve proprement dite, existe-elle chez l'homme ?*

Si l'on examine attentivement les trois grands éléments constitutifs de l'abstraction appelée maladie, on n'hésitera pas, d'après ce qui précède, à conclure, avec M. Villemin, à l'identité de la morve (du cheval) et de la tuberculose (de l'homme). La *cause* est dans l'un et l'autre cas, la *misère physiologique* ; nous réservons la question de la contagion, certaine pour la morve, *probable* pour la tuberculose. La *lésion* est pour toutes les deux, l'hyperplasie du système lympho-connectif, la granulation lymphomateuse (vrai tubercule). Les *symptômes* seuls offrent des différences qui tiennent en grande partie à la différence des espèces. Particulièrement, la muqueuse pituitaire insignifiante chez l'homme, est au contraire considérable chez le cheval, même toutes proportions gardées; de plus elle est en partie superficielle, exposée aux irritations, et il n'est pas étonnant que les tubercules s'y développent si fréquemment, tandis qu'on les voit exceptionnellement chez l'homme.

Poursuivons cet examen dans les différentes classes de la série zoologique en prenant pour guide un intéressant mémoire de M. Villemin (1) sur ce sujet. D'abord, existe-t-il chez le cheval un autre affection que la morve, susceptible d'être assimilée à la tuberculose ? Jusqu'ici rien ne le prouve, et les lésions analogues en apparence, qu'on a pu rencontrer, rentrent dans la classe des affections parasitaires, cela ne peut être contesté.

Chez les *grands ruminants*, chez la *vache*, la *pommelière* est bien positivement l'affection tuberculeuse. D'autre part, pas de morve proprement dite. Certes, il y a encore de nombreuses erreurs à ce sujet, mais l'examen microscopique a démontré l'identité de nature entre les lésions intimes de la pommelière (phthisie de la vache) et les granulations tuberculeuses. Les différences, réelles d'ailleurs, mais d'ordre secondaire, consistent dans le volume considérable qu'atteignent les tubercules de la pommelière, ce qui n'a pas grande importance; mais surtout, dans leur calcification rapide. Or, ainsi que M. Villemin le fait remarquer, chez la vache et en général chez tous les ruminants, tous les produits pathologiques renfermant des sels terreux en abondance: en un mot, il y a toutes les conditions d'une crétification rapide, qui se réalise naturellement dans la tuberculose.

Parmi les *petits ruminants*, le mouton et la chèvre ne présentent pas d'affection comparable à la tuberculose ni à la morve. Les phthisies décrites chez ces animaux consistent

(1) J.-A. Villemin. De la phthisie et des maladies qui la simulent dans la série zoologique. Recueil de médecine vétérinaire, 3e série, t. IV, p. 5 et 74, 1867.

dans l'existence, sur le foie, le poumon, de nodosités caséeuses, crétacées, qui presque toutes sont la conséquence du séjour d'animaux parasites dans les viscères. C'est là un point important à faire ressortir dans tout essai de pathologie comparée; là est la source des erreurs les plus multipliées. Qu'il nous suffise de citer le passage dans lequel M. le professeur Colin (1) décrit ces altérations accompagnant le strongle du mouton (*strongylus filaria*). « Avant d'envahir les bronches, dit-il, les strongles ont une habitation paisible, où ils passent inaperçus de longues périodes. C'est dans les vésicules pulmonaires, au milieu de petites tumeurs d'apparence tuberculeuse, du volume d'un grain de chènevis à celui d'une noisette, qu'ils s'installent. Une fois partis, les petites tumeurs qu'ils ont abandonnés s'affaissent, perdent de leur compacité, redeviennent perméables ou s'incrustent à leur centre d'un dépôt verdâtre de matière soit crétacée, soit tuberculeuse. »

Les échinocoques produisent des altérations analogues. Ajoutons que des pneumonies lobulaires circonscrites peuvent se développer à ce niveau et donner lieu à des noyaux caséeux, à de l'hépatisation jaune, variété de phthisie si l'on veut, mais qui n'est pas la tuberculose.

Les *porcs* paraissent également indemnes sous ce rapport. Citons seulement le fait observé par M. le professeur Vulpian (2) de petites tumeurs grisâtres, d'apparence tuberculeuse, observées chez un de ces animaux : « A première vue, dit l'auteur, ces tumeurs paraissent être des tubercules. Dans quelques-unes des dernières bronches et dans presque tous les cas, au voisinage des tumeurs les plus volumineuses, on trouvait des helminthes vermiformes. » M. Villemin fait remarquer que si ce fait eût été rencontré par nombre d'autres

(1) Bulletin de l'Académie de médecine, 1866, p. 871.
(2) Société de biologie ; 1856, p. 48.

observateurs que M. Vulpian, il figurerait aujourd'hui comme un exemple de tuberculisation du porc.

Nous ne voulons pas pousser plus loin cet examen. Chez les carnassiers, et en particulier chez le chat et le chien, la tuberculose n'existe pas plus que la morve. Les soi-disant cas de morve transmise au chien sont extrêmement rares et doivent rentrer dans la catégorie des faits observés sur l'homme, faits sur lesquels nous allons nous expliquer. Quant aux *rongeurs*, il paraîtrait que la tuberculose peut s'observer chez le lapin, mais d'ailleurs d'une façon tout à fait rare et exceptionnelle, contrairement à ce qu'on avait affirmé d'abord.

En résumé, l'affection tuberculeuse, lymphomateuse, existe chez l'homme et les quadrumanes, chez la vache, chez quelques rongeurs, chez les solipèdes, où elle constitue la morve-farcin. Et en réalité la différence entre la pommelière (tuberculose de la vache), la morve (tuberculose des solipèdes) et la phthisie granuleuse (tuberculose de l'homme et du singe) tiennent uniquement à des différences d'espèces.

La question étant ainsi posée, la voie est toute tracée pour arriver à la solution du problème de la *morve humaine*.

D'abord, quoi que puissent dire les partisans de la spécificité, la maladie n'est pas un vice existant de soi-même, surajouté à l'organisme : elle en est le produit. Et, par conséquent, elle doit se modifier avec ces organismes ; de même qu'une tuberculose humaine, par exemple, diffère dans le détail, d'un individu à un autre, une tuberculose *chevaline*, si l'on peut s'exprimer ainsi, différera notablement d'une tuberculose humaine. De plus, la transmission d'un animal à un autre d'une espèce différente aura le plus souvent les plus grandes difficultés à s'accomplir.

Or, qu'arrive-t-il lorsqu'un homme se trouve en contact avec des chevaux morveux? Trois cas, disons-nous, peuvent se présenter : 1° *Le plus souvent*, dans l'immense majorité des cas, *rien*. — 2° L'homme pourra devenir pyémique (infection purulente). — 3° Il se déclarera chez lui une tuberculose.

1° Dans l'immense majorité des cas, nous l'affirmons, il n'arrive rien. Après avoir discuté beaucoup le mémoire de M. Rayer (1837), on a été entraîné dans une voie absolument contraire à la vérité. Certes, il s'agit là d'une crainte salutaire, et nous ne voudrions pas la supprimer; ce serait un double tort, comme nous le verrons. Mais la science est la science, et la vérité exige qu'on affirme la rareté inouïe des accidents survenus chez les hommes en contact avec les chevaux morveux.

Nous ne voulons pas arguer, de ce fait, qu'il a fallu arriver jusqu'en 1837 pour s'apercevoir d'un phénomène aussi frappant. Nous savons que les vérités les plus éclatantes sont souvent les plus méconnues. Mais enfin on avait cru, jusqu'à un certain point, à la possibilité du danger; et, si l'on n'y croyait plus, on avait de bonnes raisons pour cela. Innombrables sont les chevaux morveux, dans Paris, par exemple; les palefreniers en contact avec eux sont, pour la plupart, de pauvres gens qui ne se font guère soigner qu'à l'hôpital. D'autre part, les chefs de service, les internes, ne manquent pas de publier ces faits, qui sont des raretés. Or, on compte les observations d'hommes soi-disant morveux; et il y a telle année où l'on n'en rencontre pas une seule dans les gazettes.

A l'école d'Alfort, depuis un siècle environ qu'elle existe, cinq ou six élèves à peine ont succombé à la maladie en question. Certes, un seul, et ce serait trop; mais que l'on compare au nombre des étudiants et des médecins qui meurent du fait de piqûres anatomiques.

D'ailleurs il ne faudrait pas s'imaginer, comme quelques gens l'affirment, que les palefreniers ont la terreur la plus salutaire de la morve, d'après le mémoire de M. Rayer. C'est une pure mystification; il suffit d'aller les voir se laver et boire, au besoin, dans le seau où l'animal a barbotté. Tous les jours, à Alfort, les élèves et les gens d'écurie reçoivent des éternuements morveux par la figure, heureusement sans résultat. Nous-même avons été exposé maintes fois à pareille avanie, — non sans anxiété, une fois surtout, — il faut le dire. Nous examinions à la campagne un âne morveux qui nous envoya tout à coup par la figure, une énergique aspersion dont nous fûmes presque aveuglé. Nous en fûmes quitte pour la peur.

Il est inutile d'insister; nous défions qui que ce soit d'aller contre cette assertion : la rareté inouïe des accidents chez l'homme en contact avec des chevaux morveux. Cependant, quelle que soit leur rareté, ces accidents peuvent se produire; nous allons les examiner.

2° L'*infection purulente :* la *pyémie,* tel est le fait observé alors, au moins le plus souvent. L'observation de MM. Carville et Cornil, citée au commencement de ce travail, en est un exemple frappant et irréfragable. Qu'on le remarque bien, — car le cas est fréquent, — le malade s'était blessé avec un os de bœuf, et s'était fait une *piqûre anatomique.* Nul doute que la putridité morveuse n'aggrave et n'accélère les accidents en pareil cas.

Nous disons que la *piqûre* est ordinaire dans ces circonstances. C'est à la suite d'un accident de ce genre que survinrent, chez M. Bouley, les accidents soi-disant morveux qui le convertirent à l'opinion de Rayer. Or, on voit qu'à la suite de *piqûres anatomiques,* des phénomènes identiques et quelquefois très-longs se produisent assez souvent. Le malheureux élève de Bérard, Rocher, si souvent cité, et qui, dit-on, n'avait pas de piqûre, soutenait le crâne du morveux tandis qu'on le sciait, et pressait de ses mains les pustules de la face (1)!

On comprend que des erreurs aient pu avoir lieu, à propos des lésions pulmonaires, avant la découverte de l'embolie.

(1) Follin. Pathologie externe, t. I, p. 588.

Actuellement, nous croirions faire injure à nos lecteurs en discutant ces faits ; et nous ne saurions trop nous étonner que M. Bouley, dans son discours à l'académie de médecine, considéré ces lésions du poumon comme un effet de la poussée des matériaux nuisibles vers cet émonctoire important !

En somme, les cas de morve humaine publiés jusqu'à ce jour paraissent être de l'infection purulente. La question est entièrement à reprendre sous ce rapport.

3° Enfin, par le fait de l'inoculation de la morve, l'homme peut devenir tuberculeux. Avant d'entrer dans la discussion, nous tenons à reproduire l'observation suivante, qui nous paraît capitale à ce point de vue.

OSERVATION.

Morve farcineuse chronique terminée par la mort. (Tardieu, thèse in-4°, 1843, p. 111.) — (*Tuberculose chronique.*) — Au n° 28 de la salle Saint-Michel est entré, le 28 décembre 1840, Emile Levasseur, âgé de 23 ans, ouvrier chez un maréchal-ferrant, rue Notre-Dame-de-Nazareth, n° 1. Après avoir passé deux ans à Paris, ce garçon y est revenu depuis six mois. Il n'a jamais eu de grandes maladies, si ce n'est, il y a deux ans, une fièvre typhoïde grave. Depuis l'âge de 12 ans, il exerce le même état. La maison où il travaille est achalandée surtout par des rouliers; il y vient aussi quelques chevaux de maître, Outre la maréchalerie, on fait un peu de médecine vétérinaire. Son ouvrage, à lui, n'est pas bien limité : tantôt il ferre les chevaux, tantôt il les tient ou les panse. Il ne loge pas dans la maison même, ne couche pas dans une écurie et n'a plus de rapports avec les chevaux quand il a fini son ouvrage. Il demeure chez un de ses parents, où il vit d'une façon sobre et très-saine. Il porte à la jambe droite des cicatrices qui proviennent d'une chute de cheval, dans laquelle il s'écorcha en plusieurs endroits, et au bras gauche une petite plaie cicatrisée provenant d'un coup de boutoir. Il eut à panser un cheval employé au roulage du Château-d'Eau, qui avait plusieurs abcès, dont l'un, situé au garrot, répandait une odeur infecte. Ce cheval, du nom de Bijou, fut retrouvé par nous, et nous pûmes constater qu'il était atteint de morve chronique. Levasseur ne s'est, à ce qu'il dit, ni piqué, ni blessé en soignant ce cheval; mais, vers le 25 décembre 1840, s'étant fatigué et refroidi, il fut pris en soupant, et brusquement, de douleurs très-vives dans les articulations du pied. Une petite tumeur parut bientôt en haut de la jambe droite, au-devant du tibia, puis dans le mollet gauche, au bras droit et à l'avant-bras du côté gauche. Il avait de la fièvre et un dévoiement très-fort.

A son entrée à l'hôpital, ce garçon présente une apparence peu robuste. Sa peau est blanche et fine, ses pommettes sont colorées. Il est amaigri et se plaint surtout alors de sa diarrhée et de douleurs dans le mollet. Le soir il a de la fièvre. Le dévoiement, qui seul avait d'abord frappé, persiste assez longtemps, et ce n'est que le 6 janvier en examinant les membres, qu'on découvre les tumeurs déjà indiquées. Elles sont très-douloureuses au toucher, bien que sans changement de couleur à la peau, pâteuses et présentant une fluctuation particulière, comme celle d'un liquide gommeux. Le malade ne souffre pas dans les fosses nasales, il ne mouche pas de sang, il n'en a jamais craché. Il y a un peu de matité sous la clavicule droite, et la respiration y est plus rude que dans les autres points. Aucune éruption n'existe sur la surface du corps. On prescrit un régime tonique et un traitement mercuriel. La fièvre et le dévoiement tombent bientôt; mais un nouvel abcès se montre au niveau de l'articulation péronéo-tibiale supérieure gauche, ainsi qu'un peu d'empâtement dans les muscles sous-scapulaires du côté droit. Après avoir attendu que l'état général se soit remis un peu, le 13 février on ouvre les abcès. Le pus qui s'en écoule est mal lié et d'une consistance gommeuse qui donnait un caractère particulier à l'articulation. La diarrhée reparaît pendant quelques jours après l'ouverture des abcès. Ceux-ci se cicatrisent peu à peu et incomplétement. L'état général continue à s'améliorer, et le malade sort, le 15 mars, guéri de ces abcès qui ont duré trois mois.

En sortant de l'hôpital au milieu du mois de mars 1841, Levasseur se retira dans sa famille à Fontainebleau. Il fut pendant quelque temps assez bien, jamais assez pourtant pour reprendre ses travaux. Il était toujours d'une grande faiblesse quoiqu'il évitât toute fatigue et continuât toujours de se soigner. Deux nouveaux abcès furent ouverts pendant ce temps, et bientôt, il voyait des foyers plus nombreux se former, les anciennes cicatrices se couvrir, ses cheveux tomber, son dépérissement s'accroître, Levasseur revient à la Charité, le 4 mai 1841. Depuis que nous ne l'avions vu, sa constitution s'était bien altérée : maigre, débile, chauve avant l'âge, il pouvait à peine se soutenir et ressentait dans le pied gauche et dans le genou droit des douleurs extrêmement vives. Les anciens foyers purulents s'étaient changés en trajets fistuleux. La peau s'était décollée dans une vaste étendue, et une sérosité sanieuse s'écoulait en abondance de ces nombreuses ouvertures. Un abcès considérable existait au milieu et au dedans de la cuisse. On sentait à l'articulation tibio-tarsienne du côté gauche un empâtement douloureux et une fluctuation profonde avec un gonflement considérable, qui rendraient ses mouvements presque impossibles. Mais c'est surtout au poignet droit que les désordres étaient le plus avancés : la main était fléchie et l'articulation déformée avait perdu toute mobilité; de nombreuses fistules venaient s'ouvrir au-dessus d'elles. Les foyers se sont affaissés, leurs ouvertures se sont converties en ulcérations rebelles. Au reste, malgré le dépérissement général, aucune fonction en particulier n'était altérée. La respiration ne présentait rien autre que ce qui avait été précédemment noté. La digestion se faisait très-bien et l'appétit semblait augmenté. L'urine était tout à fait normale. A partir de l'époque de sa rentrée à l'hôpital, l'état du malade ne présenta aucun changement important. On dut se borner à panser le plus convenablement possible ses plaies nombreuses et ses abcès, qu'aucun traitement ne put guérir. Les articulations du poignet droit et du pied gauche se déformaient de plus en plus. Un régime tonique et une alimentation substantielle ne suffisaient pas à soutenir ses forces qui s'épuisaient chaque jour. Jamais il n'y eut d'éruption extérieure, jamais le malade ne ressentit de douleurs dans les fosses nasales ; il ne mouchait pas plus abondamment qu'un autre et n'offrit pas de jetage par les narines, il ne se plaignit non plus d'aucune douleur dans la trachée. Son souffle ne présentait aucune fétidité, soit que l'air fût expiré par le nez ou par la bouche. La peau restait sèche et terreuse et l'épiderme même s'exfoliait spontanément; de temps en temps se montrait un léger mouvement fébrile irrégulier et fugitif, une diarrhée passagère, jusqu'à ce qu'enfin cette diarrhée devînt tout à fait continue ; la suppuration se tarit, les yeux se creusèrent, la face devint hâve et terne, et le 5 mars 1842 à midi, Levasseur s'éteignit dans le dernier degré du marasme, sans que des symptômes aigus fussent venus terminer cette longue affection chronique.

Autopsie. Le 7 mars à huit heures du matin. — *Habitude exterieure.* Emaciation considérable, rigidité trés-prononcée des membres.

Téguments. La peau présente dans les points où existaient les abcès et les fistules, une couleur noirâtre. Au-dessous d'elle on trouve des foyers qui s'étendent dans le tissu cellulaire, quelques-uns jusque dans les muscles comme à la jambe, et dont les parois sont tapissées par une membrane de formation très-ancienne.

Ganglions. Les ganglions du pli de l'aine ne sont pas augmentés de volume; trois d'entre eux contiennent au centre une sorte de noyau, d'un jaune grisâtre sans dureté.

Articulation. L'articulation tibio-tarsienne du côté gauche est le siége d'un gonflement énorme ; en incisant par la partie antérieure, on trouve que toutes les parties molles qui le recouvraient sont infiltrées d'une sérosité gélatiniforme. Plus profondément les gaines des tendons sont pleines d'un pus très-épais, que l'on rencontre encore dans la cavité articulaire. Le tissu cellulaire qui double la synoviale est rouge et épaissi.

Cavité crânienne. Le cerveau et ses enveloppes sont sains.

Fosses nasales. Les fosses nasales sont le siége de lésions caractéristiques qu'il importe de décrire avec soin. Au-dessous du cornet supérieur, à peu près à une égale distance de l'ouverture antérieure et de l'ouverture postérieure, au point de réunion de la portion osseuse et du cartilage, la cloison présente une perforation qui fait communiquer librement les deux fosses nasales l'une avec l'autre. Cette perforation, de la largeur d'une pièce de cinquante centimes, allongée d'avant en arrière, a transversalement 0,016 et verticalement 0,009 seulement. Ses bords, formés dans la moitié antérieure par le cartilage, et dans la moitié postérieure par la lame osseuse, sont très-régulièrement arrondis presque sur toute la circonférence; ils sont rendus mousses par un tissu fibreux assez analogue à du tissu de cicatrice, et adhérent à leur pourtour, comme si le travail pathologique qui a perforé la cloison avait posé là lui-même sa limite. Dans un point seulement, en bas et en arrière, le bord est tranchant et formé par une lame osseuse amincie, dénudée et noircie comme par la nécrose. Du côté droit, toujours sur la cloison, on trouve immédiatement autour de la perforation, à 0,001 à peu près du bord, un bourrelet saillant de 0,002 à 0,007, formé par des élevures fongueuses, à sommet d'un rouge vif. Ce cercle n'existe que dans les trois quarts antérieurs de la circonférence. En haut surtout il est très-développé, et s'étend jusqu'au bord libre du cornet moyen avec lequel il se confond. En effet, sur ce point, la membrane moyenne est en partie détruite par une ulcération étendue transversalement, laissant à nu la surface osseuse, et au-dessous de laquelle se sont développés aussi des bourgeons saillants et rouges. Toute la partie de la pituitaire qui se trouve en avant de la perforation a conservé son apparence et sa texture normales; mais en arrière on voit d'abord qu'une portion de la lame des veines est entièrement dénudée, et couverte seulement par du mucus épais; plus loin, sur la surface osseuse, se retrouvent quelques lambeaux de membrane muqueuse, réduite en un détritus grisâtre, au milieu duquel on distingue quelques points encore rouges. Enfin, tout à fait en arrière, sur toute la hauteur de la cloison, et sur une surface de deux centimètres carrés, la membrane de Schneider est épaissie, ramollie, d'un rouge très-foncé, sur lequel se détachent de petites élevures blanches, formées par de petits abcès sous-muqueux, qui se sont déposés au milieu d'un tissu cellulaire profondément ecchymosé. En bas, cette altération de la muqueuse se prolonge jusqu'au plancher des fosses nasales et va se confondre avec le bourrelet qui existe en avant, de telle sorte que la perforation ne forme que la moitié antérieure et supérieure d'une surface ulcérée, limitée par une élevure fongueuse, et qui comprend de plus la lame osseuse déjà frappée de morve, et dont l'érosion devait accroître l'ouverture anormale. La muqueuse de la partie postérieure, où se trouve une infiltration de sang et de pus, se détache très-aisément et presque spontanément de l'os qu'elle recouvre et qui paraît nécrosé. Le bord postérieur de la cloison est déjà dénudé, et forme en arrière une crête amincie et tranchante. Le cornet inférieur ne participe en rien aux lésions qui viennent d'être décrites; on trouve à peine sur sa face externe quelques points ecchymotiques.

Du côté gauche. Sur la cloison la muqueuse forme également autour de la perforation un bourrelet saillant et fongueux, plus large en haut que du côté droit, mais ne se prolongeant pas en arrière et en bas. Au-dessus de ce bourrelet, on trouve une ulcération assez large, au fond de laquelle on voit l'os à nu. Le cornet moyen présente sur son bord inférieur un boursouflement de la membrane muqueuse, avec de petites élevures rouges, sous lesquelles on trouve un peu de pus, et au-dessus, dans le point qui correspond à la partie ulcérée de la cloison, la pituitaire est détruite, et la surface osseuse dénudée et rugueuse et d'une couleur grisâtre. Le plancher des fosses nasales offre aussi en arrière quelques ecchymoses avec infiltration purulente. Les différents sinus, qui sont en général peu développés, ne présentent aucune altération.

Cavité buccale. Sur la partie la plus reculée de la voûte palatine et à l'origine du voile du palais, on voit une plaque large comme une pièce de un franc, à peu près circulaire, d'un rouge violacé, et parsemée de petits points jaunes à la circonférence, mais présentant au centre une véritable ulcération à fond grisâtre. Dans ses points les plus excentriques, on voit que l'épithélium est déjà détruit, et au-dessous, on trouve dans l'épaisseur du tissu sous-muqueux et du tissu musculaire du voile, une infiltration de sang, une ecchymose au milieu de laquelle se sont formées de petites collections de pus exactement comme dans les abcès dits métastatiques. Au centre, la destruction de la muqueuse est beaucoup plus avancée, elle est ramollie et l'on trouve encore du pus infiltré dans le tissu cellulaire sous-jacent. Enfin, tout à fait en dehors, l'épithélium subsiste encore, seulement il se détache plus facilement que de coutume. La teinte violacée sur les bords se fond insensiblement avec les parties voisines. Le pharynx et la partie supérieure de l'œsophage et du larynx sont remplis d'un mucus grisâtre, très-épais et très-abondant. Le larynx, la trachée et les bronches sont à l'état normal.

La *plèvre* pariétale surtout du côté droit, est parsemée d'un grand nombre de petites élevures d'un blanc jaunâtre, entourées d'une aréole d'un rouge vermeil, dont la largeur varie depuis celle d'un grain de millet jusqu'à celle d'une pièce de

25 centimes. En les incisant, on reconnait qu'elles sont constituées par du pus liquide, ou presque liquide, entouré d'une infiltration sanguine dans le tissu cellulaire sous-pleural.

Poumons. — Le lobe supérieur du poumon droit présente sur sa face antérieure de petites plaques d'un jaune mat, isolées et non entourées d'une aréole rouge, dures au toucher, résistant sous le scalpel, formées par une matière concrète que la pression aplatit sans l'écraser, et qui a partout la même consistance amorphe (au microscope) et ayant tous les caractères physiques de la fibrine. Ces plaques ne pénètrent pas dans le tissu du poumon, et sont immédiatement situées sous la plèvre. Au sommet du même lobe on trouve un assez grand nombre de granulations grisâtres et de tubercules crus, dont l'aspect n'est pas le même que celui des plaques sous pleurales. Ils sont beaucoup moins jaunes, beaucoup moins durs, et entourés d'un lacis vasculaire, qui n'existe pas autour des dépôts fibrineux de la plèvre. Outre ces altérations on trouve encore sur la face antérieure et inférieure des deux poumons un nombre presque infini de taches rouges, plus ou moins larges, parsemées de points jaunes et qui ne sont autre chose que de véritables abcès métastatiques, avec ecchymoses au milieu du tissu pulmonaire, qui est resté sain et crépitant. Le bord inférieur du poumon gauche est tapissé par une fausse membrane jaune et très-dense, de formation déjà ancienne, étendue sous forme de bande et adhérente au bord libre du poumon par un prolongement cellulo-vasculaire très-apparent.

Cavité abdominale. — Les intestins ne présentent aucune altération, si ce n'est une injection un peu vive de la fin de l'iléon et du gros intestin. Nulle part on ne trouve d'ulcération. L'estomac est intact, la rate est volumineuse, de couleur uniformément foncée, sans dépôt fibrineux ni purulent à l'intérieur. Le foie est énorme et a subi la transformation graisseuse. Les reins sont aussi considérablement hypertrophiés et présentent, avec une consistance au-dessous de la normale, une décoloration anémique générale. Ils sont d'ailleurs sains.

Parties génitales. — Les testicules n'offrent aucune lésion.

Extrémités osseuses du membre inférieur gauche. — A trois travers de doigt au-dessus de la surface articulaire, le périoste se confond par sa face externe avec le tissu cellulaire qui le recouvre, et qui est dans plusieurs points induré et infiltré de pus. On le détache sans peine, surtout sur l'extrémité inférieure du tibia, et l'on voit alors que là il est presque partout décollé par une nappe de pus qui repose immédiatement sur l'os.

La face interne du périoste est injectée et s'est recouverte d'une sorte de couche villeuse qui sécrète le pus, Celui-ci est épais, crêmeux et d'un jaune grisâtre. La surface osseuse dans ces points est rugueuse, perforée par un nombre infini de petits pertuis, qui laissent voir à la loupe une vascularisation exagérée. La face interne du péroné présente les mêmes altérations. Les cartilages sont sains; on voit seulement entre le péroné et le tibia une synoviale recouverte par un peu de pus.

Extrémités osseuses du membre supérieur droit. — L'extrémité du cubitus a subi un commencement de déplacement. Il est fixé dans la rotation en arrière et en dedans, de telle sorte que le radius étant en pronation, la tête du cubitus est dirigée en supination, et l'apophyse styloïde forme une saillie très-marquée au dos de la main. La surface articulaire est déformée et sa cupule s'est affaissée à la partie inférieure et élargie dans le sens antéro-postérieur. A moins qu'on enlève le périoste sur la face antérieure du cubitus et du radius, on voit paraître de petites ouvertures béantes creusées dans le tissu osseux qui est raréfié et remplacé par de nombreux petits canaux vasculaires. Aussi la surface est-elle rugueuse. La substance osseuse est d'une friabilité extrême, et cela surtout à l'apophyse styloïde et au périforme, qui est tellement ramolli que l'on peut le diviser complétement avec le tranchant du scalpel. Il en est de même de la plupart des os du carpe et des extrémités supérieures des métacarpiens. La crête externe du cubitus est devenue inégale et hérissée de petites éminences osseuses, de véritables ostéophytes qui paraissent dépendre du surcroît de vitalité dont cette portion de l'os est le siége. Enfin, le corps du cinquième métacarpien, au niveau duquel existait une ouverture fistuleuse dégénérée en ulcération est dépouillé de son périoste, et l'on y retrouve les caractères de l'ostéite que nous venons de décrire.

Nous avons tenu à citer tout entière cette observation, remarquable à tant d'égards. Nous ne pouvions pas trouver de fait aussi probant, aussi caractéristique au point de vue qui nous occupe.

Remarquons, en effet, que toutes les observations de soi-disant morve chronique chez l'homme sont de cette espèce. Voici un jeune homme, à peau blanche et fine, à pommettes rouges, qui meurt deux ans après le début des accidents.

On ne peut faire que deux suppositions : ou le contact du cheval morveux a été pour quelque chose dans cette longue maladie, où il n'a joué aucun rôle. Admettons la première supposition : il est possible, quoique non prouvé, que ce jeune homme se soit inoculé sur la muqueuse ou ailleurs, du pus provenant de cet animal. Quelle a été la maladie déterminée ? L'examen microscopique n'ayant pas été fait, on ne peut rien affirmer, mais ici encore, et qu'on nous le pardonne, on peut poser ce dilemme : ou les lésions du poumon étaient toutes et simplement des abcès métastatiques : alors ce n'est pas la morve; ou c'étaient des granulations tuberculeuses : alors, c'est la morve, si vous voulez (tuberculose de cheval) : nous aimons mieux dire, c'est la *tuberculose* (morve de l'homme). Et de fait, ce jeune homme est mort tuberculeux et scrofuleux : il est possible que l'infection du cheval morveux ait déterminé l'évolution de ce processus. Mais, il nous paraît illogique d'appeler cela morve farcineuse. Les lésions des fosses nasales sont des lésions osseuses, primitives, scrofuleuses, n'ayant rien à faire avec celles de la morve véritable qui sont toujours superficielles, et consécutives aux tubercules des fosses nasales.

Et puis, c'est ici le moment de faire intervenir les belles expériences de M. Villemin et celles qu'il a suscitées en si grand nombre, et pour la plus grande gloire de la science, parmi ses contradicteurs. S'il est vrai que le cancer (Clarck) que la mélanose (Lebert) que des noyaux d'hépatisation grise (Vulpian) aient pu développer la tuberculose chez les animaux, il n'en reste pas moins acquis que la granulation tuberculeuse elle-même est la grande cause de développement de la phthisie artificielle.

Quoi d'étonnant, à ce que des cellules, même de liquide morveux, à ce que des débris de lymphomes, en somme, aient pu déterminer, en pénétrant dans l'organisme humain, le développement de productions analogues? Qui empêche de croire que le suc et les éléments du tissu lymphoïde, même de solipèdes, ne puissent imprégner les éléments de tissu connectif de l'homme, pour déterminer l'évolution de tumeurs analogues ?

C'est ici la grande loi de fécondation des éléments anatomiques si admirablement exposée par Virchow, et dont M. Bouley, on ne sait pourquoi, fait honneur à M. Chauffard, qui ne fait que reproduire en ce point l'illustre professeur de Berlin. Quoi qu'il en soit, nous ne pouvons épuiser la question. Nous avons voulu seulement l'indiquer. Heureux si nous avons pu liquider le bilan de la science en ce qui concerne la pathologie comparée de la morve et si, tout en renversant des erreurs trop vite propagées, nous avons posé quelques jalons pour de futures et si indispensables recherches.

CONCLUSIONS.

I. La morve et le farcin, aigu ou chroniques, sont la manifestation d'une même maladie.

II. La morve consiste essentiellement dans des hyperplasies multiples du système lympho-connectif, dans des lymphômes tuberculeux absolument identiques aux granulations tuberculeuses de l'homme.

III. Elle peut se transmettre par contagion, mais prend surtout naissance spontanément dans les conditions qui engendrent la *misère physiologique*.

IV. La cause et la lésion de la morve et de la tuberculose sont identiques : les différences des symptômes tiennent aux différences des espèces.

V. La morve (chez le cheval), la *pommelière* (choz la vache), la *tuberculose* (chez l'homme et le singe) sont des faces, différentes d'après les espèces, de la même affection, de la tuberculos eproprement dite.

VI. Chez l'homme en contact avec les chevaux morveux aucun accident ne se produit dans l'immense majorité des cas.

VII. Les faits de soi-disant morve humaine aigue cités jusqu'à ce jour paraissent devoir être rapportés à l'infection purulente.

VIIII. L'inoculation de la morve semble pouvoir déterminer chez l'homme l'évolution de la tuberculose.

INDEX BIBLIOGRAPHIQUE.

ARISTOTE. — Histoire des animaux.

VÉGECE. — Lib. I, cap. 3, 4, 7, 14. Ars veterinaria.

RUINI (de Bologne). — 1599.

SOLLEYSEL. — Parfaict maréchal. 1680.

LAFOSSE. — Traité sur le véritable siége de la morve. 1749.

BOURGELAT. — Éléments d'Hippiatrique. 1750.

LA GUÉRINIÈRE. — École de cavalerie. 1754.

GARSAULT. — Parfaict maréchal. 1755.

MALLOUIN. — Mémoires sur la morve, in Mémoires de l'Académie des sciences. 1761.

DUTZ. — L'antimaréchal, ou le Vrai miroir de la maladie des chevaux. 1765.

VIBORG. — Kurze Nachrichten über Rotz, Vurm and Kroph der Pferde, in der Sammlung von abhandlungen für Thierarzte. Copenhagen, 1797.

OSIANDER. — Aüsfuhrliche abhand lung über die kuhpocken. Goettingen 1801.

VALDINGER. — Wahrnehmungen an Pferden, und über ihr Befinden urtheilen zu können. Wien, 1810.

LORIN. — Observations sur la communication du farcin des chevaux aux hommes. Journal de médecine et de chirurgie. 1812.

SIDOW. — Memorabolien der Heilkunde, t. II, 1817.

DUPUY. — De l'affection tuberculeuse, vulgairement appelée morve. Paris, 1817.

SCHILLING. — In Rust's Magazin, t. XI, p. 480. 1821.

MOREL. — Traité raisonné de la morve. Paris, 1823.

B. TRAVERS. — An inquiry concerning that disturbed state of the vital functions, etc. Londres, 1823.

JOHN BARON. — Recherches, observations et expériences sur le développement des maladies tuberculeuses, traduit par Boivin. 1825

VATEL. — Journal de médecine vétérinaire. 1826.

LASSAIGNE. — Idem, p. 417. 1826.

HURTREL D'ARBOVAL. — Dictionnaire de médecine vétérinaire. 1827.

ELLIOTSON. — The glanders on the human subject. Medico-chirurgical Transactions. 1830.

VEITH. — Handbuch der Veterinair-kunde Wien, 1831.

VOGELI. — Quelques faits tendant à établir la contagion du farcin du cheval à l'homme. Journal de médecine vétérinaire. 1835.

WAGENFELD. — Grandriss der spec. Pathologie and Therapie. 1837.

RAYER. — De la morve et du farcin chez l'homme. Paris, 1837.

VIGLA. — De la morve aiguë. Thèse inaug. 1839.

TEISSIER. — Recueil de médecine vétérinaire. 1839.

Bouley et Renault. — Idem. 1840.
Trousseau. — Gazette des hôpitaux. 1841.
Tardieu. — De la morve et du farcin chronique chez l'homme. Thèse inaug. 1843.
Monneret et Fleury. — Compendium de médecine, article *morve*. 1845.
Remak. — Diagnost und pathogn. untersuchungen. Berlin, 1847.
Patellani. — Giornale di veterinaria in Torino. 1853.
Miltenberger. — Gazette médicale, 1853.
Virchow. — Handbuch der spec. Pathologie. und Therapie. 1854.
Hauf. — Rotzkrankheit beim Meuschen. 1855.
Gustin. — Revue médicale. 1856.
Tscherning und Bagge. — Titskrift für veterinairer. 1858.
Roll. — Canstatt's Jahresbericht. 1859.
Horing. — Repertorium der Thiergeilkunde. 1861.
Leisering. — Bericht über das Veterinairwesen im Königreich Sachren. 1862.
Virchow. — Traité des tumeurs, t. I. 1862.
Erdt. — Die Rotz dyskrasie. Leipzig, 1863.
Stahmann. — Der Rotz Bedeutung. Berlin, 1863.
Perosino. — Il medico veterinario. Torino, 1863.
Saint-Cyr. — Recherches sur la morve. Journal de médecine vétérinaire de Lyon. 1863.
Laisné. — La Clinique vétérinaire. 1864.
Dell'Aqua Felice. — Medice veterinario. 1864.
Erdt et Roloff. — Bericht eiber die Rotz krankheit magas. f. ges. Thierheilk. 1864.
Lukowsky. — Le cow-pox et la morve. Recueil de médecine vétérinaire. 1865.
Tscherving. — La morve à Copenhague. Tidskrift for veterinairer. Kiobnhavn. 1865.
Kirchner. — Die medicinal polizeiliche Bedentung der Rotz krankheit. Magazin für die gesam. Thierheilk. 1866.
Saint-Cyr. — Sur l'identité de la morve et du farcin. Journal de méd. vét. de Lyon. 1866.
Hilse. — Rotz-und Wurmkrankheit nicht gleich bedeutend. Mag. f. ges. Thiersteil, 1867.
Villemin. — De la phthisie et des maladies qui la simulent dans la série zoologique. Recueil de médecine vétérinaire, 1867.
Gerlach. — Rotz und Wurm sind gleichbedeutende krankheiten. Mag. fürd ie gesamm. Thierheil, 1868.
Carville et Cornil. — Morve chez l'homme. Recueil de médecine vétérinaire. 1868.

TABLE DES MATIÈRES.

www.ingramcontent.com/pod-product-compliance
Ingram Content Group UK Ltd.
Pitfield, Milton Keynes, MK11 3LW, UK
UKHW021027180726
13838UKWH00004B/1646